ESSAI

SUR

L'ÉPILEPSIE.

PARIS, IMPRIMERIE DE DECOURCHANT.
Rue d'Erfurth, nº 1, près de l'Abbaye.

ESSAI

SUR

L'ÉPILEPSIE,

ET EN PARTICULIER

SUR SON

TRAITEMENT RADICAL;

PAR D. RIBAIL JEUNE.

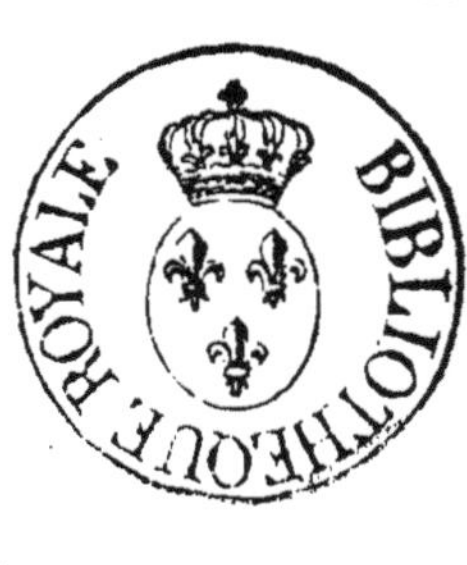

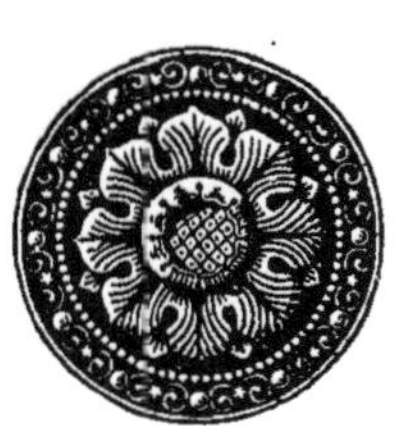

PARIS,

CHEZ GERMER BAILLIÈRE, LIBRAIRE,

SUCCESSEUR DE Mme AUGER-MÉQUIGNON,

RUE DE L'ÉCOLE-DE-MÉDECINE, N° 13 *bis*.

ET CHEZ L'AUTEUR,

RUE SAINT-DOMINIQUE D'ENFER, N° 17.

1830

INTRODUCTION.

———

L'Hippocrate anglais a dit avec une candeur et une justesse qu'on imitera peut-être un jour : « Pour moi, qui depuis quelques » années ai cherché avec des peines et des » soins infinis des remèdes spécifiques, je » n'ai pas eu le bonheur de faire dans cette » matière aucune découverte que je puisse » proposer au public avec une juste con- » fiance (1). » Je n'écris pas aujourd'hui pour prouver que j'ai été plus habile ou plus heureux que Sydenham ; car, malgré toutes mes recherches, je n'ai jamais rien trouvé qui pût enrichir la thérapeutique. Cependant j'avais toujours dans ma pensée le problème suivant : UNE MALADIE DONNÉE, TROUVER SON SPÉCIFIQUE. Je plaçais tout mon bonheur dans

———

(1) *Médecine pratique* de Sydenham, traduction de Beaumès.

sa solution, seulement pour ce qui a trait à une maladie terrible, l'ÉPILEPSIE.

C'était là le sujet de ma thèse inaugurale; je devais donc m'enquérir de tout ce qu'on avait fait pour le traitement de cette maladie. J'entends parler du remède de M. Mallent. On m'en dit du bien; je désire le connaître: on m'en dit ensuite du mal; mon désir devient beaucoup plus vif, et je veux assister aux expériences que l'on tente pour constater ses effets : toutes celles qui sont faites devant moi me prouvent son efficacité. Je brûle alors de faire ma thèse; mais le temps n'est pas venu où on nous force d'écrire ce que nous savons, ou ce que nous ne savons pas. On ne me demandait pas encore mon tribut académique.

Cependant, M. Mallent n'était pas médecin; je connaissais toutes les difficultés qu'il avait rencontrées et toutes celles que l'envie lui préparait pour qu'il ne fût plus question de son remède, et cela, malgré une approbation solennelle de l'Académie royale de

Médecine, et des éloges très-flatteurs de plusieurs médecins célèbres de la capitale.

Il fallait alors, selon moi, une grande protection de plus au spécifique de l'épilepsie; celle du public, celle qui peut tout quand il s'agit du bien. Voilà le but de mon Essai. Fallait-il attendre encore deux ans pour dire et prouver qu'il existe un remède qui guérit radicalement l'épilepsie? Je ne le pense pas, et tous les médecins que j'ai consultés ont été de mon avis. Les malades nous contrediront-ils ?

Mais j'ai prononcé le nom de spécifique; j'ai déjà parlé en empirique. J'ai donc besoin de demander grâce aux dogmatiques, ou, ce ce qui vaut mieux, j'ai besoin de m'expliquer.

Pour le praticien, le principe qui domine tous les principes est celui de la conservation. S'il guérit, il est fidèle à son dogme, il a rempli sa mission, il s'estime heureux. Cependant je ne voudrais pas que les médecins se perdissent dans la foule des sectateurs de

Sérapion. Je veux qu'on guérisse; mais je ne défends pas de raisonner. Un remède est introduit dans la thérapeutique; il a des propriétés débilitantes, on l'emploie contre une inflammation; la doctrine régnante peut expliquer son action; elle voit un rapport entre les propriétés de l'agent thérapeutique et la nature de la maladie; et de plus, ce remède guérit. Tant mieux; voilà le malade et l'esprit du médecin satisfaits; il n'en faut pas davantage. Ensuite, la connaissance des causes des maladies, des altérations des tissus organiques ou des humeurs, une étude approfondie de l'histoire naturelle; tous ces moyens nous conduisent à la découverte d'une médication rationnelle. Nous guérissons encore et nous pouvons savoir comment; je m'en réjouis de nouveau. Cependant, le hasard ou un stupide Indien (1), ou tout autre, me présente

(1) C'est de la main d'un pauvre Indien ignorant que la comtesse d'Échinchon reçut le quinquina, ce fébrifuge par excellence auquel elle dut la vie. L'ipécacuanha, la salsepareille, le gayac, le poligala sont dus aux plus ignorans sauvages des deux Amériques.

un remède qui guérit, mais dont les bien-
faits ne peuvent s'expliquer par aucune des
théories présentes et passées ; je l'accepte avec
reconnaissance, parce que je préfère mes malades aux principes, aux dogmes. Qu'on me
permette d'abord de guérir, je raisonnerai
ensuite. C'est d'ailleurs la conduite de tous
ceux qui ne se bornent pas à la médecine
des livres. On me présente un vénérien ; j'i-
gnore la nature du virus syphilitique ; il
m'est impossible d'aller chercher théorique-
ment un modificateur capable d'anihiler le
virus; mais l'expérience a confirmé les bons
effets du mercure : je m'en sers, quoique je
ne sache rien des rapports qui peuvent exis-
ter entre ce métal et la syphilis.

Quel est le dogmatiste qui nous a expliqué
comment l'opium fait dormir? aucun; nous
en sommes encore à l'explication de Molière;
en rougira qui voudra. Faut-il pour cela
chasser l'opium du domaine de la thérapeutique? A Dieu ne plaise! tous les malheureux
que nous ne pouvons guérir, et que nous

endormons, viendraient nous faire entendre leurs cris de douleur. A tout prendre , ne vaut-il pas mieux être empirique que cruel?

Dans les vives inflammations de poitrine, Rasori donne l'émétique à pleine main ; M. Broussais fait couler le sang par la lancette, par les sangsues. Quel est l'empirique de ces deux grands médecins? Ni l'un ni l'autre, ou plutôt tous les deux.

Voilà des explications qui étaient nécessaires par le temps qui court. Vous savez ce que je pense; donnez-moi le titre qu'il vous plaira.

ESSAI

SUR

L'ÉPILEPSIE.

CONSIDÉRATIONS GÉNÉRALES.

LE système nerveux est tout l'homme. Les autres systèmes se groupent autour de lui pour le protéger ou le servir. C'est par l'omnipotence des principaux appareils nerveux que nos actions et nos réactions sur le monde extérieur sont si énergiques. Ce sont aussi des nerfs qui dirigent les relations qui existent entre nos divers organes. Enfin, c'est dans la perfection et l'intégrité de ce grand système qu'est la condition matérielle de la vie la plus parfaite possible, celle sans laquelle l'homme n'est plus l'homme.

Partout où il y a action spontanée on peut bien admettre une vie. Les molécules de la potasse et celles de l'acide sulfurique ne vivent-elles pas quand elles s'agitent et s'échauffent mutuellement? Les vé-

gétaux vivent aussi; personne ne le nie. La vie n'a
donc point de bornes, elle est partout, et la mort
n'est nulle part. Un corps quelconque ne meurt jamais, il change seulement d'état. La différence de
ces états constitue la diversité physiologique des êtres.
Mais l'homme sain, l'homme entièrement développé,
possède la plus grande somme de vie possible. On
pourrait dire qu'il jouit de toutes les vies; car non-
seulement il a en lui celle que nous accordons aux
minéraux et aux végétaux, mais il possède de plus
celle de relation, celle par laquelle il comprend
l'univers et mesure les cieux, etc.

Retranchez cette vie; que son organe, l'arbre nerveux soit altéré d'une certaine manière, le corps
ne meurt pas, car rien ne meurt; mais l'homme
disparaît, c'est-à-dire les sens, la liberté morale, la
douleur, le plaisir.

Me voilà, sans le vouloir, en présence d'un épileptique. Je vois l'homme dégradé, il est réduit à
la condition du végétal esclave du sol qui le porte;
il y a en lui une vie chimique, une vie végétale;
mais où est le *moi?*

Cette condition serait moins affreuse si le malheureux épileptique pouvait ignorer à jamais tout
son malheur; mais en reprenant ses sens il apprend
son état; et souvent un triste pressentiment, un au-
gure effrayant lui marque du doigt l'heure à laquelle
il va devenir un objet de dégoût, un objet rebutant
pour la société. Quelquefois cette heure il l'entend
sonner! car les accès d'épilepsie ne se déclarent pas

toujours d'une manière subite : ce n'est pas toujours une foudre qui terrasse le malade, il existe des nuances, et il est bon de les faire connaître ici, parce que le traitement peut subir des modifications d'après leur intensité, et parce que, selon nous, il en est qui n'ont pas été aperçues.

CHAPITRE PREMIER.

SYMPTOMATOLOGIE.

GRAND MAL. — ACCÈS D'ÉPILEPSIE PROPREMENT DIT.

Le malade tombe, ses cheveux se hérissent, l'œil est jeté hors de l'orbite, son regard est féroce, les dents se brisent sur les dents, la langue, les lèvres sont quelquefois machées. Tous les traits de la face sont portés en dedans, comme pendant les passions tristes ; mais, par un contraste effrayant, les angles des lèvres sont tirés en dehors, comme pendant le rire ; ce mouvement est surtout prononcé d'un côté. Ce défaut d'harmonie donne au malade l'aspect d'une bête féroce. Ajoutez à cela le cri d'une personne qu'on étrangle, une espèce de rugissement, une écume quelquefois ensanglantée qui jaillit de la bouche, et vous aurez un tableau dans lequel vous ne reconnaîtrez plus l'homme.

Si vous êtes médecin, vous ne fuierez pas devant ce spectacle ; vous observerez tous les autres phénomènes qui se présenteront. Vous verrez les muscles du cou entrer dans une espèce d'érection, la tête penchée en arrière ou sur les côtés, les veines jugulaires énormément gonflées, les capillaires gorgés de sang depuis le sternum jusqu'au cuir chevelu; ce qui donne à la peau une couleur plus ou moins foncée; elle devient quelquefois d'un violet noir : alors le globe de l'œil étant porté en haut, le blanc seulement se voit; ce qui rend le malade encore plus hideux. Je ne parle pas de l'émission des urines, des matières fécales, du sperme. Les muscles des membres se contractent fortement; il y a le plus souvent clôture du pouce. Les muscles du tronc participent aussi aux convulsions; cet état est toujours plus marqué d'un côté. Enfin, tout le système musculaire est dans un mouvement désordonné, toutes ses fibres sont en vibration : souvent tout le corps est soulevé, il tombe, se soulève, pour retomber encore. C'est une masse élastique qui pèse sur le sol, et dont le sol se joue. Des contusions très-fortes sont le produit de ces chocs répétés; le malade ne les sent pas. Piquez-le, appliquez sur sa peau le fer rougi, rien ne rappellera sa sensibilité. La vue n'existe pas, on n'a qu'à examiner la dilatation des pupilles. Plus d'odorat; en vain le canon détonnerait aux oreilles de ce malheureux ! enfin l'homme n'est plus... Mais il va revenir, il va sortir de ce sommeil de mort, il va reprendre peu à peu ses sens, ses mouvemens; cependant la raison se fera encore attendre, car le malade reste pendant quelque temps dans un état d'abrutissement; il voit, mais il ne regarde pas, il entend et ne peut écouter; si on le pique, il fuit l'aiguillon, mais par instinct. Le sommeil pèse sur ses paupières, il est abattu, tous ses muscles son relâchés. *Je suis brisé, laissez-moi!* voilà ses premières paroles. Puis, la raison qui semblait revenir se perd tout-à-fait; et de toutes ces impressions, perçues par des sensfaibles, il naît des idées sans suite, et de véritables symptômes de folie se déclarent. Quand la raison se rétablira-t-elle enfin? L'époque en est très-variable; quelquefois jamais. Les anciens, frappes d'effroi à la vue d'un spectacle aussi étonnant, voulurent que la Divinité en fût la cause. Aussi stupides que nous le sommes quelquefois, ils voulurent que Dieu se mît en colère, et que l'épilepsie fût un soufflet donné à l'homme par son créateur. C'est pour cela qu'on appelait l'épilepsie *mal divin, mal sacré.* Les prêtres spéculèrent sur la crédulité du peuple; ils firent à cette occasion des cérémonies, et en se jouant de Dieu et des hommes, ils ruinèrent les malades. Hippocrate combattit ces préjugés ; mais il ne put les vaincre entièrement, puisque les Romains encore suspendaient les *comices* quand un membre de l'assemblée avait un accès d'épilepsie. Les lumières de notre siècle ont-elles dissipé tous ces préjugés? Je voudrais pouvoir ne pas rougir pour notre siècle, et je répondrais.

DES AUTRES FORMES QUE L'ÉPILEPSIE PEUT REVÊTIR.

Comme je l'ai déjà dit, l'accès ne saisit pas toujours le malade d'une manière subite ; ce n'est pas toujours un coup de massue qui l'assomme. Le malheureux sent le mal s'approcher ; c'est *une fraîcheur*, une *chaleur*, un *chatouillement*, un *engourdissement*, une *douleur*, enfin, une modification quelconque de la sensibilité qui part d'un point du corps et qui remonte au cerveau. C'est l'*aura epileptica* des auteurs ; il paraît quelquefois à un pied, aux doigts, aux testicules, au sein. Cette perception reconnaît-elle bien pour cause une modification dans le point du corps désigné par le malade ? ou n'est-elle qu'une de ces aberrations de la sensibilité, qu'on pourrait comparer à la douleur que perçoit encore le malade dans le pied qui vient de lui être amputé (1) ?

Outre que l'accès ne débute pas de la même manière, il peut varier d'intensité, et ne plus offrir les mêmes caractères. L'œil n'est pas toujours hagard, les paupières sont parfois fermées, le tronc n'est pas toujours entièrement en convulsion, les maxillaires peuvent être écartés, la langue alors sort de la bouche, et reste quelque temps pendante. Quelquefois

(1) On voit déjà combien sont coupables ceux qui se décident à faire l'ablation de l'organe qui est le point de départ de cet être imaginaire appelé *aura epileptica*. Mais nous reviendrons là-dessus.

le malade perd connaissance ; il jette un léger cri ; s'il est assis, il ne change pas de position ; s'il est debout, il va s'appuyer sur quelque meuble ou sur un mur ; ses yeux sont immobiles, il semble fixer un objet avec beaucoup d'attention ; mais un voile de stupeur est jeté sur son visage, et il est facile de reconnaître chez lui un état anormal. Bientôt un membre, ou les deux du même côté, entrent en convulsion. Cet état ne persiste pas long-temps. Il reste, après cet accès, un étourdissement qui, quelquefois, se dissipe assez promptement.

Il existe encore des nuances plus légères ; celles-là sont malheureusement inaperçues ; cependant elles constituent les germes du *grand mal*. Quelques anciens semblent avoir considéré le coït comme une espèce d'épilepsie (*epilepsia brevis*). On sait que certains individus sont pris d'une attaque d'épilepsie dès qu'ils sortent des bras de l'hymen ; l'onanisme produit quelquefois le même effet. Voyez l'abrutissement de ceux qui se livrent à cette passion honteuse ; il est en tout comparable à celui que nous offre le malheureux épileptique dans les intervalles des attaques, quand celles-ci sont très-rapprochées. L'amour dans sa plus vive effervescence, la volupté portée au *summum*, nous présentent le tableau d'une attaque d'épilepsie modérée (*epilepsia brevis*). M. le docteur Vidal (de Cassis) connaît un homme du midi qui est marié depuis peu ; quand il approche son épouse, son *facies* prend le caractère que j'ai déjà décrit ; tous les muscles des passions tristes sont contractés, les angles des lèvres sont fortement tiraillés en dehors; il pousse une espèce de hurlement; on dirait un satyre. Aussi, sa femme fuit ses embrassemens : *J'ai peur de lui!* voilà ses expressions. On connaît assez l'abattement, l'espèce d'hébétude qui suit le coït. Après cette fonction, il est des individus qui sont pris d'un étourdissement ou d'un fort vertige; ils restent le regard fixe et étonné, et pendant long-temps ils ne peuvent changer de place.

Voici des observations que j'emprunte à M. Calmeil, et qui prouvent combien l'épilepsie peut revêtir de formes.

Première observation. Un militaire jeune et robuste, sentant un vertige, ne tombait point; il se contentait de porter la tête à droite, alongeait les bras comme pour résister à leur contraction, et après être resté une demi-minute comme étourdi, il continuait ses occupations.

Seconde observation. Adèle M... sentait sa tête tourner; elle se laissait tomber sur le siége, ne présentait aucun symptôme convulsif, mais restait une bonne minute les yeux tournés, la face étonnée et comme dans la stupeur. Elle *sentait*, mais elle ne *conservait* pas le souvenir des impressions.

Troisième observation. Julie R... présentait des

symptômes plus tranchés; elle tombait à la renverse, laissait aller ses urines, perdait connaissance; l'œil devenait hagard, la face se colorait, les traits commençaient à se crisper, la bouche à se tordre, puis les choses en restaient là. Julie se levait subitement à cette époque, et, comme un somnambule, elle se mettait à parcourir la salle. Son intelligence était abolie; les impressions étaient nulles; le tout se terminait par de grands éclats d'un rire stupide, etc.

Il existe encore d'autres nuances. Il est des malades qui ont d'autres névroses (l'*hypocondrie*, la *chorée*) ou sont pris d'une névralgie qui vient périodiquement. A chaque accès, un sens s'affaiblit ou il se perd, un membre tremble, se contracte; enfin, si ce prélude de la plus affreuse des maladies n'est pas compris, il vient un temps où un grand accès se déclare, et alors on voit tout le mal qu'on n'a pas su prévenir.

Voilà ce que j'avais à dire sur la symptomatologie. On le trouvera incomplet; mais que l'on sache, une fois pour toutes, que je ne prétends pas faire une histoire complète de l'épilepsie. Dans ce premier chapitre, mon but a été de prouver que l'épilepsie ne se présente pas toujours avec le cortége effrayant des symptômes qui la font reconnaître au premier coup d'œil, mais qu'elle peut encore prendre des formes insidieuses, se masquer pendant quelque temps, et donner le change à ceux qui n'ont pas une grande habitude des maladies nerveuses. Combien d'épilepsies, dans leur premier état, passent dans le monde pour des *vapeurs*, des *maux de nerfs*, des *tiraillemens de nerfs*, des *névralgies*, etc. Mais il vient un temps où on ne peut plus se tromper, et alors les moyens proposés jusqu'à ce jour échouent complètement; il faut, pour obtenir une guérison, attendre un de ces miracles de la nature dont les siècles sont avares. Rien de plus rare que les crises favorables dans les maladies nerveuses, surtout quand elles sont chroniques comme l'épilepsie. On peut prendre ceci pour une de ces grandes vérités que le temps rendra malheureusement éternelles. Mais ne pourrait-on pas provoquer la nature, et lui faire produire une de ces crises salutaires qui procurent si souvent la guérison? Oui, certes !

Mais retenons notre empressement, *non est hic locus*. Avant d'arriver au traitement radical et prophylactique de l'épilepsie, et pour l'éclairer autant qu'il sera en moi, je dois m'arrêter quelques instans aux causes de cette maladie, aux différentes espèces qu'on a établies. Je ne dirai rien sur sa marche ; on sait que c'est une maladie essentiellement chronique, et je n'insisterai pas sur ses diverses terminaisons. Je le répète, je ne fais pas une histoire complète.

CHAPITRE II.

ÉTIOLOGIE ET NOSOLOGIE DE L'ÉPILEPSIE.

Il faut distinguer bien nettement deux ordres de causes : 1° celles qui paraissent agir directement sur les centres nerveux; 2° celles qui n'agissent que par réflexion, qu'en mettant en jeu les sympathies. Un Autrichien fuit lâchement devant un Napolitain qui a peur; ils entendent le bruit du canon, ils sont frappés tous les deux d'une attaque d'épilepsie. Ici l'excitant, ou pour mieux dire le débilitant du système nerveux, agit directement sur les centres, et cette épilepsie peut être rangée parmi celles qu'on appelle idiopathiques. Mais un homme très-irritable a un calcul dans la vessie; ce calcul lui cause des douleurs très-vives; il a des convulsions qui prennent tout-à-fait le caractère épileptique. On extrait le calcul, ou la nature elle-même opère son expulsion, l'épilepsie ne reparaît plus. On est en droit d'admettre qu'il a existé, dans ce cas, une épilepsie sympathique indirecte; les centres nerveux n'ont été modifiés qu'après l'irritation de la vessie.

Il est inutile que je passe ici en revue toutes les causes qui ont été assignées à l'épilepsie ; ce serait vouloir faire l'énumération de toutes celles qui ont été assignées aux autres maladies. La diversité de ces causes a été singulièrement exploitée par les faiseurs de classifications; ces grands multiplicateurs de maladie se sont complus à nous représenter une épilepsie sanguine, une épilepsie humorale, une épilepsie génitale ou utérine, etc., etc. Laissons ces distinctions à ceux qui veulent faire de l'érudition de toute pièce et à tout prix.

Mais à travers toutes les divagations des anciens, sur cette maladie, apparaissent parfois des observations qui nous dédommagent un peu de l'ennui que leur lecture nous cause. *Zacutus* raconte qu'une femme âgée de soixante-dix ans avait, depuis près de vingt ans, un ulcère sur le nez. Un charlatan fit cicatriser cet ulcère par un topique de sa composition ; vingt-quatre heures après la guérison complète de l'ulcère, il survint un accès d'épilepsie ; il se répéta, et la malade ne put se garantir de ce mal affreux qu'en faisant appliquer deux exutoires aux jambes. Plusieurs médecins ont observé que la *répercussion*, la *métastase* d'une éruption cutanée ancienne, avaient été causes de l'épilepsie. « Les médecins militaires, dit M. Esquirol, ont eu occasion d'observer que la suppression de la transpiration rend quelquefois les soldats épileptiques. » Ces observations ne doivent pas être perdues de vue ; pour moi, il me sera impossible de les oublier, car j'ai observé que le remède Mallent avait souvent pour effet primitif de déterminer une éruption de la peau.

De quelque nature que soient les causes auxquelles on attribue l'épilepsie, quel que soit leur mode d'action, il faut nécessairement qu'il existe une prédisposition, une diathèse, ou, pour parler comme les modernes, une organisation particulière. Je vais m'expliquer. Six femmes de même âge ont leurs menstrues ; elles sont surprises par un objet qui les épouvante. La menstruation se supprime chez toutes ; mais les effets de cette suppression ne seront pas les mêmes : une d'elles aura une péritonite, l'autre une métrite, la troisième une pleurésie ; la quatrième n'aura rien ; la cinquième sera affectée d'hémoptisie, et la sixième deviendra épileptique. Pourquoi? Pour répondre, je répéterai ce que j'ai dit : je dirai que celle qui a été prise d'épilepsie avait une organisation à cela, ce qui n'explique rien. Mais donnons plutôt les caractères qui distinguent les individus disposés à l'épilepsie, et laissons le pourquoi à ceux qui aiment à expliquer même en dépit de la raison.

Les constitutions les plus disposées à l'épilepsie sont généralement celles qui se rapprochent davantage de la femme.

Les individus qui ont le triste privilége de devenir épileptiques, ont une mobilité dans le caractère, qui est tout-à-fait remarquable. Ils veulent et ne veulent pas, ils désirent et craignent, ils abhorrent et aiment passionnément le même objet, et presque en même temps. Cet état, qui annonce toujours un développement incomplet ou une dégradation commençante des principaux centres nerveux, est bien plus marqué chez les individus que l'on voit ne pouvant achever une idée, parce qu'ils ne peuvent la commencer ; qui redoutent de s'élever à des conceptions de haute intelligence, parce qu'ils tombent souvent avant le premier effort ; l'élan leur manque ; ils ont un esprit sans ressort, un esprit paresseux, qui devient nul dès qu'un besoin organique se fait sentir chez eux. Si l'amour parle, il faut qu'il soit obéi ; la colère ne trouve pas de barrières, tous les appétits possibles doivent être assouvis, ou bien le désespoir en est la suite et conduit ces malheureux aux actes les plus barbares. On voit combien ces individus sont voisins de ceux qui sont disposés à l'aliénation mentale ; aussi personne n'ignore la parenté qui existe entre l'épilepsie et la folie. Souvent, comme on le sait, ces deux maladies sont concomitantes.

Mais il ne faudrait pas croire que tous ceux qui sont prédisposés à l'épilepsie présentassent ces anomalies que nous venons de tracer. Il est des individus qui ont cette prédisposition, et qui ne sont ni violens, ni mobiles ; ils sont, au contraire, apathiques, peu impressionnables. S'ils ont peu de raison, ils n'ont aussi en eux rien qui puisse la troubler ; si le vrai, le beau, le juste leur échappent, ils ne font place à rien ; ces malheureux ne peuvent être dépravés, ni injustes ni méchans : l'indifférence est leur état natif. Ces êtres, perdus dans le tourbillon des masses, n'en sortent que parce que la société, qui supporte ses membres inutiles, répudie ceux qui deviennent dangereux.

CHAPITRE III.

TRAITEMENT DE L'ÉPILEPSIE.

La liste des remèdes employés contre l'épilepsie est longue, et tous les jours on y ajoute ; preuve manifeste que cette maladie est difficile à guérir, et que son véritable traitement est encore inconnu.

Ce qui a toujours retardé les progrès de la thérapeutique, c'est la manie qu'ont la plupart des médecins de ne voir jamais qu'un élément (1) à combattre dans une maladie. L'état pathologique qui constitue l'épilepsie n'est presque jamais seul ; s'il existe avec lui une inflammation ou toute autre lésion qui occupe un viscère, et surtout le cerveau, en vain administrerez-vous le spécifique le plus sûr, vous échouerez. Combattez une fièvre intermittente avec le meilleur quinquina du Pérou ; s'il existe une inflammation viscérale, et surtout une gastro-entérite un peu vive, non-seulement vous ne guérirez pas, mais encore, vous pourrez faire périr en peu de

______

(1) Je me sers ici d'une expression de l'École de Montpellier, parce que c'est la seule qui puisse rendre mon idée.

jours votre malade, ou bien vous ferez naître une inflammation chronique qui minera sourdement sa vie. On laisse devenir aveugles presque tous les vénériens auxquels il survient des ophthalmies blennorrhagiques, parce que les uns, considérant cette maladie comme seulement inflammatoire, n'emploient que les antiphlogistiques : les autres, au contraire, ne voyant que la spécificité, n'emploient que les spécifiques. Eh bien ! les uns et les autres font le mal ou laissent faire le mal.

Il y a ici deux élémens à combattre : 1º une vive inflammation, 2º la cause spécifique, le virus vénérien, l'épine. Il faut presque en même temps attaquer et la phlogose et le virus; sinon la désorganisation marche, et dans moins d'un jour, la cécité peut être complète. Les mêmes principes doivent diriger celui qui veut traiter l'épilepsie ; non-seulement on doit combattre les complications de cette maladie, mais on doit, de plus, faire observer les lois de l'hygiène d'une manière stricte. Que peut contre l'épilepsie le meilleur remède, s'il est administré par des mains inhabiles, et si surtout il est livré à des hommes qui, par intérêt, par tout autre motif, ou par de faux principes, veulent qu'on ne guérisse que d'après leur méthode? Mais nous reviendrons sur ce sujet.

Il faut donc pour guérir l'épilepsie : 1º combattre les complications; 2º entourer les malades de toutes les ressources hygiéniques possibles ; 3º enfin administrer un spécifique. Ces trois conditions sont essentielles. On voit par là que le médecin seul peut garantir la guérison.

Cependant une main hardie, ignorant les principes de l'art de guérir, pourra donner un spécifique, au hasard, sans en calculer les suites, sans connaître l'organisme sur lequel il opère, et il pourra ainsi arriver quelques guérisons ; on en trouve des exemples, on aurait donc tort de le nier. La comtesse d'Echinchon ne fut-elle pas guérie d'une fièvre très-grave par un sauvage ? Tous les jours les fièvres intermittentes sont exploitées par des charlatans ; il s'opère des guérisons par les moyens ou malgré les moyens qu'ils emploient. Il ne s'ensuit pas de là que ces moyens doivent marcher sans auxiliaires. Ces auxiliaires se trouvent dans le domaine des sciences médicales, et tous les médecins peuvent y puiser ; mais il n'est pas donné à tous les médecins de trouver un spécifique. On se rappelle ce que j'ai dit de Sydenham : ce grand homme est mort avec le regret de ne pas avoir trouvé un seul de ces remèdes.

Maintenant voici la partie la plus pénible de mon travail. Je vais parler d'un remède dont j'ignore la composition : c'est un inconnu dont les valeurs sont réelles, mais dont l'essence se trouve enveloppée dans un problême qu'il m'a été impossible de résoudre. Veut-on que je dise le mot ? il s'agit d'un *remède secret*, mais qui ne m'appartient pas ; car si j'avais le bonheur de le posséder aujourd'hui, demain il serait à tout le monde. C'est le fruit des recherches d'un homme qui n'est pas médecin ; c'est son bien, sa propriété. Il m'a seulement permis de connaître ses effets ; et comme je les ai trouvés merveilleux, je m'empresse de les publier. La science pourra y gagner, et l'humanité n'y perdra pas.

Il n'y a qu'une manière de prouver l'efficacité d'un remède : c'est de fournir des observations authentiques à son appui. Le remède Mallent a subi cette épreuve. Voici des observations qui ont été communiquées au Conseil général des hôpitaux par un médecin dont personne ne mettra en doute la bonne foi et le talent d'observation.

Observations recueillies par M. le docteur Pariset, secrétaire perpétuel de l'Académie de médecine, médecin de la Salpétrière, etc., etc.

« *Première observation.* La femme Cardinet, âgée d'environ trente-quatre ans, rangée dans la classe des grandes épileptiques, vivait dans l'état le plus déplorable. Ses accès, toujours forts et fréquens, prenaient un fâcheux caractère vers le printemps, époque où une aliénation très-vive venait constamment compliquer sa situation.

» Il y a vingt mois elle fit usage du spécifique de M. Mallent : d'heureux effets se manifestèrent au bout de six mois par l'observation sévère de l'hygiène prescrite ; le mieux fut toujours en augmentant. Enfin, depuis le mois d'octobre 1826, Cardinet n'a ressenti aucune atteinte de son mal affreux ; son intelligence s'est raffermie, sa mémoire est revenue,

elle se porte à merveille ; et ce qui nous fait croire
à une guérison parfaite, c'est que le printemps,
époque critique pour elle, s'est passé sans le moindre accident.

»*Seconde observation.*Allorge, fille âgée de vingt-
cinq ans, sujette à des accès très-violens et très-
fréquens, a commencé le traitement il y a six mois ;
depuis le mois de mars, elle n'a rien éprouvé, ni
accès, ni même le plus léger étourdissement ; sa
santé est dans l'état le plus satisfaisant.

» Chez plusieurs autres malades, nous avons observé des modifications avantageuses, des retards
dans la fréquence des accès, et des diminutions dans
leur violence.

»Je termine par cette déclaration, que les résultats
obtenus seraient sans doute plus considérables, si les
malades soumises au traitement observaient toutes
suffisamment les règles d'hygiène qu'il prescrit. »

Ces observations ont été présentées au Conseil
général des hôpitaux par le savant médecin de la
Salpêtrière, en septembre 1827. Depuis, j'ai vu et
interrogé les malades dont il est ici question. Le sujet de la première observation, la femme Cardinet,
jouit d'une brillante santé ; elle est portière à l'hôpital même où elle a été guérie au moyen du remède
de M. Mallent. Chez cette malade, il s'est présenté
un phénomène qui a frappé mon attention, et qui
n'a pas été signalé par M. Pariset. C'est une éruption

qui s'est opérée sur la peau ; elle consiste en petites pustules semblables à celles qui constituent le premier état de la varicèle. Cette éruption a commencé par les jambes ; elle a envahi ensuite le ventre, a disparu, puis s'est montrée au bras ; enfin, elle a parcouru la poitrine, le col, et s'est fixée ensuite à la face, où probablement elle restera. Les pustules sont assez confluentes, surtout vers les pommettes. M. Mallent m'a assuré que cette éruption était un effet assez constant de son remède, et qu'elle se manifestait ordinairement dans la première semaine du traitement. La femme Cardinet n'est pas la seule qui m'a offert ce phénomène ; aussi je suis porté à croire que le remède Mallent tend à provoquer des effets critiques salutaires. Par quel mécanisme ? par quelle combinaison organique ? Je n'en sais rien. Quoi qu'il en soit, on avouera que la cure dont il s'agit est merveilleuse ; elle est aussi durable, car au moment où j'écris, la femme Cardinet jouit de toute sa raison, et elle n'éprouve pas le moindre étourdissement. S'il y a une parenté si marquée entre l'épilepsie et la folie, avec des modifications dans l'administration de ce remède, ne pourrait-on pas combattre l'une et l'autre de ces maladies ?

M. Pariset termine ses observations par une déclaration qui ne doit pas nous échapper. Les résultats, selon cet habile observateur, auraient été bien plus considérables si les lois de l'hygiène avaient été régulièrement observées.

Sans doute il sera toujours très-difficile de guérir

une épilepsie dans un hôpital où le remède est livré au malade dans quelque état qu'il se trouve; dans un hôpital où tous les épileptiques sont pêle-mêle, où le convalescent est à côté de celui qui est dans le fort de la maladie; enfin où tous ces malheureux sont plongés dans une atmosphère épileptique (permettez-moi cette expression).

Quand cette maladie commence à se guérir, les accès sont séparés par une plus longue intermittence; il faut tout faire pour la prolonger. Une impression morale, un maltraitement, enfin la vue d'un autre épileptique qui a son accès, peut rompre la trève, et le mal recommence, quelquefois même avec plus d'intensité. On sait que les maladies nerveuses se prennent par imitation, l'épilepsie surtout. Le bâillement même, qui ne peut pas être regardé comme une névrose, est soumis à cette loi; on bâille si on voit ou si on entend bâiller. M. le docteur Vidal (de Cassis) a vu, dans les salles de l'Hôtel-Dieu de Marseille, une femme qui, pendant des accès d'hystérie, poussait des cris qui simulaient l'aboiement d'un petit chien; peu de temps après, trois ou quatre femmes de la même salle aboyèrent. Il fallut toutes les séparer pour éteindre cette espèce d'épidémie. Les femmes sont comme les cordes d'un violon; si une d'elles vibre, celles qui l'entourent vibrent aussi. Je voudrais être assez heureux pour me faire comprendre des administrateurs des hôpitaux; ils songeraient peut-être alors à améliorer le sort des malheureux auxquels ils promettent tous leurs soins.

Troisième observation recueillie à la clinique de M. Bougon, professeur à la Faculté de Médecine, premier chirurgien ordinaire du Roi, etc.

Scholastique Biberon, d'un tempérament lymphatique et nerveux, âgée de dix-sept ans, est née à Meaux (Seine-et-Marne). Sa mère est morte jeune d'une maladie de poitrine. L'enfance de Scholastique a été tout-à-fait orageuse ; à trois ans elle fit une chute sur les genoux, elle se fractura une cuisse, l'autre fut luxée. Plus tard elle eut une ophthalmie très-intense ; elle perdit la vue pour la recouvrer ensuite, mais incomplètement ; la cornée transparente de l'œil droit est demeurée opaque vers son centre. A onze ans, nouveau malheur, une fièvre grave alite notre malade pour six mois.

L'âge de la puberté arrive : la nature, quoique marâtre envers Scholastique, demande ses droits. Quelle menstruation pouvait - on attendre ? Une menstruation difficile, tardive et peu copieuse. C'est ainsi que les choses eurent lieu. Mais enfin un bon ordre dans cette espèce de fonction aurait pu s'établir, avec le temps, sans un nouvel accident qui vint encore accabler notre malade. Une frayeur s'empare d'elle au moment de la terminaison de la première menstruation ; elle était alors très-impressionnable et en même temps très-faible. Huit jours après cette frayeur (en juin 1828), elle fut prise toutà-coup de convulsions très-fortes avec perte de connaissance. La nuit suivante, fièvre, sommeil agité, pénible ; deux jours après, nouvelles convulsions, mais moins fortes. Elle est reçue à l'hôpital de Meaux, où elle reste quinze jours sans trouver aucun soulagement ; elle vient à Paris ; elle est conduite à l'Hôtel-Dieu, elle y demeure huit à dix jours, et comme pendant ce temps elle n'a qu'une attaque douteuse, on lui donne son *exeat*. Le 27 août, une véritable attaque d'épilepsie se déclare. Le lendemain cette malheureuse est reçue à l'hospice de l'École, pour des contusions qui disparurent à l'aide de quelques résolutifs. Mais bientôt après je suis témoin d'un accès d'épilepsie. Je vois d'abord son tronc se porter fortement en arrière ; la malade tombe : alors ses membres sont agités; leurs mouvemens ne sont pas très-étendus, mais ils sont rapides et violens ; les extenseurs, les fléchisseurs semblent être en lutte ; puis arrivent de véritables *contorsions*, qui sont principalement prononcées aux extrémités des membres. La bouche est déviée à droite, tous les autres traits sont portés en dedans. Les yeux sont agités convulsivement, c'est un clignotement continuel ; la pupille est dilatée et immobile. Point de sensibilité, point de conscience de ce qui l'entoure. Cinq minutes se passent ainsi ; après ce temps, les convulsions cessent peu à peu ; le corps, qui était presque dans un état tétanique, reprend sa souplesse. Enfin Scholastique revient à elle : c'est une violente céphalalgie qui semble l'éveiller, car elle porte la main à la tête en se plaignant. Son esprit n'ayant pas été présent à la scène qui vient de se passer, son souvenir ne lui en retrace aucun trait. Le lendemain la face était bouffie, pâle, les yeux entourés d'un cercle bleuâtre, toujours un peu clignotans; les facultés intellectuelles affaiblies; mélancolie, paresse dans la parole.

Je reconnais là, comme M. Bougon, une véritable épilepsie. Je parle à ce professeur d'un spécifique que j'avais déjà vu réussir. Sa première réponse fut celle que nous faisons tous les jours à ceux qui nous parlent d'un remède secret. Cependant, comme M. Bougon n'a jamais su rebuter un élève, surtout dans ses exercices cliniques, il me répondit qu'il réfléchirait à ce que je lui avais dit. Le lendemain, il me prie de lui nommer l'homme au secret : je lui présente M. Mallent. J'obtiens de ce dernier sans aucune rétribution et sans peine, la quantité de spécifique nécessaire pour l'expérience qu'on avait à faire sur Scholastique. Je dois dire ici qu'on n'a commencé cette expérience que quand on a été bien sûr que ce remède ne pouvait avoir aucune action nuisible.

M. Mallent me livrait ce remède dans de petites fioles qui pouvaient contenir à peu près quatre onces. C'est une liqueur de consistance presque sirupeuse, très-trouble, rougeâtre; son odeur est forte; mais je ne puis la comparer à aucune de celles que je connais. Voilà tout ce que je sais de ce remède; je ne puis en dire davantage.

On en donna deux fioles par semaine à Scholastique. Vers la sixième prise, les accès, qui ne venaient à peu près que tous les huit jours, redoublèrent d'intensité, et se répétèrent plus souvent. On voulait laisser là les essais; mais M. Mallent me fait exhorter le professeur à continuer, en disant que cet effet est une preuve que le remède agit. On persiste donc, et on n'a pas eu à s'en repentir; car on n'a pas administré à cette jeune malade plus de cinquante doses, et les accès ont disparu.

Cependant on n'a pu s'empêcher d'interrompre très-souvent l'administration de ce remède, car Scholastique n'était pas seulement épileptique, mais encore cataleptique; elle avait des accès de manie, puis elle a été prise d'une hépatite violente. Une gastrite s'est manifestée aussi pendant ce traitement, et elle s'est répétée assez souvent. Des fleurs blanches très-abondantes sont apparues. On a combattu toutes ces complications, et je suis persuadé que le spécifique aurait été nul sans les soins qu'on a donnés à ces maladies intercurrentes. On n'a rien fait pour la catalepsie; le professeur a pensé qu'elle serait influencée par le même antispasmodique qu'il employait contre l'épilepsie : c'est ce qui est arrivé. Enfin, maintenant Scholastique n'est ni épileptique, ni cataleptique, ni folle; elle n'a plus d'hépatite; elle a peu de fleurs blanches; la menstruation est régulière, et, chose remarquable, elle a échangé son tempérament lymphatique et nerveux contre un tempérament presque athlétique. Avant le traitement, ses chairs étaient flasques, sa peau décolorée; elle se faisait prier pour faire un pas. Maintenant toutes ses formes sont arrondies; ses chairs résistent, et elle se livre volontiers à l'exercice; mais privée assez de temps de la société, elle y rentre avec timidité; elle n'est pas bien encore de notre monde : il lui faut une éducation.

Quatrième observation. Henriette Philippe est âgée de vingt ans; elle est née à Saint-Cloud. Vers sa septième année, elle eut la teigne; elle fut guérie par le remède de frères Mahons, en deux mois de temps. Un an après, étant devant son père, elle se mit à sauter avec beaucoup d'agilité et de persévérance. Son père, ennuyé de cet exercice, lui appliqua un large soufflet; la jeune personne ne s'en aperçut pas. Cette scène se répéta le lendemain, et on se persuada que ce n'était pas là un jeu d'enfance. Ses accès prirent ensuite une autre forme; la jeune malade s'accroupissait, tendait fortement les bras, poussait une espèce de hurlement; son regard était égaré, et tout rentrait dans l'ordre. Cette scène durait tout au plus deux minutes, mais elle se répétait jusqu'à soixante fois dans l'espace de vingt-quatre heures. Cette épilepsie, que quelques médecins pourraient appeler le *petit mal*, était cependant très-alarmante, puisqu'elle était presque sub-intrante. Les accès se succédaient avec une rapidité extraordinaire; quelques-uns même ont été doublés. Henriette entra à Saint-Louis, où elle ne reçut aucun soulagement. Elle alla alors à la Salpêtrière, où elle fut placée parmi les grandes épileptiques. Là, elle présenta des symptômes de nymphomanie. On essaya en vain tous les remèdes possibles. La jeune malade sentait de l'aversion pour cet hospice, et avait un désir immodéré d'aller trouver ses parens. Pour cela, elle escaladait les murs, s'exposait aux plus grands dangers pour courir de la Salpêtrière à Saint-Cloud. Elle est ramenée à l'hospice ; là, elle est garottée des pieds et des mains. Enfin, en février 1827, il est décidé qu'on administrera le remède Mallent. Il est donné pendant huit mois ; dans le commencement, les accès furent dérangés ; ils ne vinrent plus que la nuit, tandis qu'auparavant ils étaient plus fréquens le jour. La sensibilité de la malade était très-vive, elle commença à baisser. Enfin, peu à peu, les accès même qui avaient lieu pendant la nuit, devinrent plus rares, et finirent par disparaître. En même temps, la jeune malade devenait plus forte, elle prenait de l'embonpoint ; maintenant elle peut être présentée comme l'image de la santé ; elle est très-musclée, et, chose remarquable, son penchant vers des actes que réprime la morale, est tellement changé, qu'un de ses parens a dit d'elle « qu'elle était trop vertueuse. » Il ne reste à Henriette, pour souvenir de son effroyable maladie, qu'une cicatrice circulaire à la partie inférieure de la jambe droite ; c'est la trace d'une plaie profonde occasionée par les liens dont on se servait pour la contenir pendant ses accès de folie.

Je viens de voir les deux jeunes filles qui font le sujet des deux dernières observations : elles se ressemblent par plus d'un caractère ; toutes deux n'ont presque pas de crâne, la face occupe presque toute la tête ; le col est gros, il ne présente pas cet étranglement prononcé qui fait ressortir le chef ; leurs yeux sont petits.

Mais ce qui devra fixer d'une manière toute spéciale l'attention des médecins, c'est le changement de tempérament qui s'est opéré pendant le traitement. Auparavant, ces deux jeunes filles étaient délicates, faibles, irritables, c'étaient deux êtres que la nature semblait avoir créés pendant sa décrépitude : aujourd'hui elles semblent issues du sang d'Hercule ; elles sont fortes à faire peur.

Les physiologistes qui auront besoin d'expliquer trouveront l'explication toute faite ici. Une loi qui est souveraine dans l'économie est celle d'équilibre. Toutes les fois qu'un appareil prédomine sur les autres, cet appareil est sujet à des aberrations qui nuisent plus ou moins à l'organisme. Chez ces deux jeunes filles, c'était le système nerveux qui prédominait, et principalement sa portion périphérique. Tout était nerf et lymphe chez elles : sous l'influence du remède *Mallent*, le sang s'est accru; la richesse de cette humeur, qui a été appelée à si juste titre par Bordeu chair coulante, a dû nécessairement remonter le système musculaire, et lui donner une force qui pût équilibrer celle du système nerveux.

La fibre nerveuse a été pour ainsi dire comprimée par la fibre musculaire ; et ces jeunes filles, qui étaient tout sens, sont devenues d'une sensibilité modérée, et, comme le dirait M. Lobstein, elles ont calmé l'intempérie de leur système nerveux. Voici comment M. le professeur Bougon explique la guérison qu'il a observée. Selon lui, c'est le système nerveux de la vie animale qui joue le principal rôle dans cette maladie. L'épilepsie serait une lésion de l'axe cérébro-spinal ; le remède Mallent agirait sur le centre épigastrique, il influencerait les principaux ganglions du grand symphatique, les ganglions semi-lunaires, ferait ainsi diversion, et détournerait l'axe cérébro-spinal de cette habitude maladive qui constitue les accès.

Le médecin philosophe remarquera qu'ici deux névroses des plus rebelles (la catalepsie et la nymphomanie) compliquaient l'épilepsie, et que l'une et l'autre ont disparu avec l'épilepsie. Ainsi, que M. Larrey cesse de brûler le clitoris, qu'on ne l'ampute plus, qu'on suspende au moins ces opérations barbares qui dégradent et le chirurgien et la malade ! La nymphomanie peut guérir autrement.

Maintenant voici deux pièces dont je n'ai pu refuser la publication, parce qu'elles sont appuyées par des noms qui leur donnent une valeur tout-à-fait scientifique. C'est M. Mallent qui m'a fourni ces pièces ; il aurait pu me donner aussi un assez grand nombre d'observations de cas de guérison, qui, bien qu'exactes, ne peuvent entrer dans un ouvrage de la nature de celui-ci.

« Je soussigné, médecin de l'hospice de la Salpêtrière (vieillesse-femmes), certifie que le remède contre l'épilepsie dont M. Mallent est possesseur, a été employé sous mes yeux, tandis que j'étais chargé du service des épileptiques et des aliénés dans cet hospice. Je ne puis donner au Conseil un travail régulier et complet sur cet objet, n'ayant été chargé de ce service que temporairement et à divers intervalles ; tandis que des observations de ce genre, pour donner des résultats concluans, doivent être suivies pendant plusieurs années. Ce que je puis affirmer, c'est que parmi les individus sur lesquels le remède a été essayé, la majeure partie a éprouvé un soulagement non douteux. Les accidens épileptiques, au bout d'un certain temps, ont diminué d'intensité, et quelquefois ont cessé un fort long temps sans reparaître. Mais, je le répète, tous les résultats ont besoin d'être confirmés par une longue expérience. Les essais tentés jusqu'à ce jour n'ont pas été faits avec toute la sévérité qu'exige une pareille matière. Le choix des épileptiques sur lesquels il aurait fallu employer le remède de M. Mallent, est de la plus grande importance ; l'administration de ce médicament, le régime, les habitudes des malades, doivent être l'objet d'une surveillance particulière. La saison de l'année, les conditions atmosphériques pendant lesquelles ce moyen sera employé, doivent également être notées avec soin.

» Ce que j'ai vu, toutefois, me fait engager le Conseil à prendre en considération la demande qui lui a été faite. Si le service dont je suis chargé maintenant n'eût pas été provisoire, j'eusse déjà sollicité de lui la permission de soumettre, à l'hospice de la vieillesse (hommes), quelques épileptiques à ce remède, dont les premiers essais ont été heureux, dont l'emploi n'a jamais déterminé le moindre accident, et qui promet d'efficaces secours contre une maladie qui a résisté jusqu'à présent à toutes les ressources de la médecine.

» En foi de quoi, j'ai délivré la présente déclaration pour servir et valoir ce que de raison.

Paris, le 6 juin 1826.

» *Signé* Ferrus,

« *Médecin de la Salpétrière.* »

ADMINISTRATION GÉNÉRALE

DES HOSPICES, HÔPITAUX ET SECOURS DE PARIS.

Paris, 17 octobre 1826.

A priori, aucun médicament ne peut être considéré comme doué d'une efficacité absolue contre l'épilepsie, parce que cette maladie a des causes trop diverses et trop peu sensibles à l'observation.

Le remède de M. Mallent a paru modifier la maladie dans certains cas, d'une manière favorable, mais le succès peut bien n'être que momentané; les choses n'ont été faites ni avec assez de suite, ni avec assez d'exactitude.

Pour savoir positivement à quoi s'en tenir à l'égard de ce remède, pour bien déterminer tous les cas particuliers dans lesquels il pourrait convenir, il serait nécessaire de reprendre les expériences et de les continuer au moins une année.

Toutefois, M. Mallent a montré une extrême bonne foi, une extrême bonne volonté; il a bien voulu fournir des provisions de son médicament toutes les fois qu'on lui en a demandé, et cela avec le plus parfait désintéressement. Pour les fournitures passées et pour celles qu'il ferait à l'avenir, nous proposerions de lui accorder une gratification : cette mesure nous semble tout-à-fait juste ; et du reste nous n'insistons pour que des expériences ultérieures soient faites, que parce que nous savons très-bien que les substances dont se composent ce médicament ont DE L'ÉNERGIE ET NE SAURAIENT ÊTRE NUISIBLES.

Signé E. PARISET, ESQUIROL, FERRUS.

Pour copie conforme.

Le membre de la Commission administrative,

Signé B. DESPORTES.

Cette dernière lettre finit par une phrase qui manque de franchise, et qui cependant contient tout ce qui peut être dit de plus avantageux. Qu'est-ce qu'un remède qui a beaucoup d'énergie et qui ne saurait être nuisible ? C'est un médicament excellent, incomparable, c'est le sublime de la thérapeutique, c'est l'introuvable anti-épileptique.... Messieurs les grands médecins ! voilà votre pensée ; pourquoi ne pas l'exprimer nettement ? L'expérience vous a dit nombre et nombre de fois que le remède est bon ; vous, craignant de parler comme l'expérience, dites qu'il est ÉNERGIQUE ET INNOCENT :

c'est-à-dire que l'expérience a parlé au positif, tandis que vous avez employé le superlatif, mais un superlatif ambigu.

Mais l'écueil de tout remède secret se trouve ordinairement à l'Académie. *La commission des remèdes secrets!* Certes! c'est là la difficulté ; le rapporteur est un homme d'esprit, très-prudent, très-éclairé. Hé bien ! cette commission avait à répondre à cette question du ministre : *Convient-il de poursuivre les expériences commencées avec ce remède?* Il fallait savoir 1° si le remède était innocent; la commission n'en doute nullement ; 2° s'il était utile ; elle dit que des épileptiques malades depuis un grand nombre d'années ont été parfaitement guéris par ce remède. La commission conclut donc à ce que les expériences soient continuées (1) ; mais il fallait choisir les malades à la Salpêtrière; il fallait faire valoir un remède qu'on n'avait pas inventé ; il fallait préparer un échec à la médecine *organique.* On ne l'a pas fait par tendresse : on ne tue pas ainsi ses enfans, quelque mal faits qu'ils soient. Le médecin ne veut pas être puni dans ce monde de ses mauvaises œuvres.

Je termine mon opuscule sans dire un mot sur le danger des autres traitemens de l'épilepsie. Qu'est-il nécessaire de dire que la pierre infernale brûle, corrode, perfore l'estomac, et qu'elle dénature la peau

____

(1) Ce rapport a été adopté en séance générale, le 11 novembre 1828.

de ceux qu'elle ne peut faire périr ? Faut-il mettre de nouveau au jour la barbarie de ces médecins qui coupent les parties qui sont, selon eux, le point de départ de l'*aura epileptica ?* Faut-il avouer que des chirurgiens ont eu la hardiesse de trépaner le crâne pour guérir l'épilepsie, sans être même persuadés que l'épilepsie était une maladie du cerveau ? Laissons toutes ces erreurs dans l'oubli, et ne faisons couler le sang que quand nous pouvons palper le mal, et quand ce mal ne pourra être guéri par aucun remède dont l'innocuité est reconnue.

F I N.